AF372602

L'ŒUVRE

ANTIALCOOLIQUE

ET ANTITUBERCULEUSE

DE L'UNIVERSITÉ DE TOULOUSE

1897-1905

RAPPORT AU CONSEIL DE L'UNIVERSITÉ

PAR

M. LE PROFESSEUR DOUMERGUE

(2 JUIN 1905)

TOULOUSE

IMPRIMERIE ET LIBRAIRIE ÉDOUARD PRIVAT

Librairie de l'Université

14, RUE DES ARTS, 14 (SQUARE DU MUSÉE)

—

1905

L'ŒUVRE ANTIALCOOLIQUE ET ANTITUBERCULEUSE

DE L'UNIVERSITÉ DE TOULOUSE

1897-1905

LES HUIT DÉPARTEMENTS DE L'ACADÉMIE DE TOULOUSE

I.

Statistique alcoolique (1903 et 1904).

Les chiffres donnés par la statistique officielle deviennent de moins en moins exacts, à cause : 1º des perturbations momentanées produites par les modifications de la législation et leurs contre-coups ; 2º des quantités d'alcool introduites en franchise, comme on dit, et qui échappent à toute appréciation sérieuse. Aussi ne donnons-nous les chiffres suivants qu'à titre d'indication. Nous ignorons le coefficient par lequel il faudrait les multiplier pour arriver à la vérité.

La consommation par habitant a augmenté dans presque tous les départements. Elle était de 3 l. 80 en 1903 ; elle a été de 4 l. 17 en 1904. Si l'alcoolisme augmente ainsi malgré tant d'efforts, que serait-ce si ces efforts n'avaient pas été faits, ou cessaient ?

DÉPARTEMENTS	ANNÉE 1903.	ANNÉE 1904.
Haute-Garonne	1 litre 94	2 litres 18
Tarn	1 — 70	2 — 09
Tarn-et-Garonne	1 — 73	2 — 03
Aveyron	1 — 31	1 — 57
Hautes-Pyrénées	1 — 21	1 — 34
Lot	1 — 20	1 — 31
	1 — 12	1 — 25

II.

Statistique antialcoolique (1905).

	Ariège.	Aveyron.	Gers.	Lot.	Haute-Garonne.	Tarn-et-Garonne.	Hautes-Pyrénées.	Tarn.	Total.
Nombre total des écoles primaires.	701	1.217	710	716	935	443	718	767	6.207
Nombre de ligues cadettes — de garçons.......	194	71	12	182	194	100	151	33	762
Nombre de ligues cadettes — de filles..........	153	13	4	142	153	91	72	7	486
Nombre de ligues cadettes — mixtes..........	245	5	0	59	245	65	89	20	500
Total.............	592	89	16	383	592	256	312	60	1.748
Nombre total des membres des ligues cadettes.............	1.082	2.551	535	6.958	13.062	6.315	5.905	1.455	37.893
Nombre des ligues cadettes dans les établissements autres que les écoles primaires.............	1	2	0	0	0	3	1	3	10

L'ŒUVRE ANTIALCOOLIQUE ET ANTITUBERCULEUSE

DE L'UNIVERSITÉ DE TOULOUSE

1897-1905

RAPPORT AU CONSEIL DE L'UNIVERSITÉ

Par M. le Professeur DOUMERGUE

2 JUIN 1905

MESSIEURS,

Il est devenu possible et nécessaire de vous présenter un aperçu général de l'œuvre antialcoolique, entreprise par l'Université dans l'Académie de Toulouse ; la première période de cette œuvre est close. Je viens déposer notre bilan, et comme c'est sans doute la dernière fois que je m'impose ainsi à votre attention, je vous prie de m'excuser si. voulant être exact. je suis long.

I.

C'est le 9 mars 1897 que le Ministre de l'Instruction publique invita les professeurs des Universités à s'intéresser à la lutte contre l'alcoolisme. Dès le 7 mai de la même année, vous adoptiez les principes d'une organisation qui s'est achevée le 15 décembre 1904. La voici.

Dans les écoles. préoccupation croissante de l'enseignement antialcoolique et fondation de lignes cadettes : cette double activité étant maintenue. excitée et contrôlée par des rapports réguliers. par des concours. et par des récompenses...

Au-dessus des unités scolaires, un groupement cantonal, provoqué par la circulaire rectorale du 15 février 1903. Profitant des réunions annuelles, sous la présidence de l'inspecteur primaire, les membres du corps enseignant ont été invités « à étudier et à adopter un plan de campagne antialcoolique qui varierait nécessairement d'un canton à l'autre, suivant la nature et la gravité du danger, suivant la qualité et les forces de l'adversaire... A la conférence suivante, ils rendront compte par écrit et moralement de ce qu'ils auront tenté et obtenu ».

Déjà depuis plusieurs années, dans le Tarn-et-Garonne, existait un Comité départemental antialcoolique. Il fonctionnait avec utilité. Une circulaire rectorale du 13 janvier 1904 a décidé qu'il y avait « lieu de créer, au chef-lieu de chaque dé-partement de l'Académie, un Comité antialcoolique, présidé autant que possible par l'Inspecteur d'Académie, et composé de quelques membres de l'enseignement et de quelques personnes de la ville particulièrement dévouées à la cause anti-alcoolique. »

Dès lors il était possible de poser la clef de voûte de notre édifice : le Comité central. La même circulaire ajoutait en effet : « Les huit Comités antialcooliques départementaux éliront chacun un délégué, et les huit délégués constitueront un *Comité central* chargé de soutenir, d'exciter et de régulariser la lutte antialcoolique dans l'Académie ».

Ce Comité s'est réuni pour la première fois à Toulouse sous la présidence de M. le Recteur, le 13 février 1904. Il a déjà eu trois séances extrèmement intéressantes, extrèmement utiles. Et c'est dans sa dernière séance du 13 décembre 1904, à laquelle était venu tout exprès assister de Paris M. Barbey, le si distingué secrétaire de l'Union française antialcoolique, que le Comité central a donné à toute notre œuvre son nom complet et définitif : *Union française antialcoolique : Œuvre antialcoolique et antituberculeuse de l'Université de Toulouse.*

Je laisse donc de côté les milliers de rapports qui ont uni, en un véritable organisme, les collaborateurs de cette œuvre, maintenant le contact, tenant en haleine, provoquant les progrès ; je laisse de côté les concours entre les écoles, même entre les élèves : les rapports apportés au Conseil de l'Université, sui-

vis de distributions de récompenses ; la publication du *Petit Ma-
nuel du Ligueur* répandu à milliers d'exemplaires ; l'organisation du Congrès universitaire antialcoolique et antituberculeux
de Toulouse, puis de Montpellier, et j'essaie de vous donner
une idée du double résultat antialcoolique et antituberculeux.
qu'a déjà obtenu, et que surtout peut désormais obtenir le
Conseil de l'Université.

II.

Les huit départements de notre Académie, dans la liste
dégressive de l'alcoolisation en France, occupent les rangs
suivants : la Haute-Garonne 50me, le Tarn 51me, le Tarn-
et-Garonne 55me, l'Aveyron 70me, les Hautes-Pyrénées 78me, le
Lot 79me, l'Ariège 81me, et le Gers 84me. — Tel est le milieu dans
lequel nous avons fait pénétrer un enseignement antialcoolique
intensif, et créé près de 1.748 ligues cadettes avec 37.893 petits
ligueurs. — Qu'est-ce que tout cela signifie ?

Pour la Haute-Garonne, je pourrai presque me borner à vous
citer quelques lignes de M. l'inspecteur d'Académie : « A l'heure
actuelle, dit-il, l'organisation cantonale existe dans toutes les
circonscriptions, sauf dans la première de Saint-Gaudens. Il
reste à régulariser le fonctionnement de ces comités cantonaux.
On profitera des deux réunions annuelles des instituteurs et
institutrices pour s'assurer qu'ils travaillent réellement. Les
premiers renseignements permettent de juger que ce sont des
centres de propagande active et déjà efficace. — Je suis heureux de pouvoir rappeler que le département de la Haute Ga-
ronne compte actuellement 592 sections cadettes, compre-
nant près de 13.000 membres ou adhérents. »

Dans ce beau corps d'armée, portons pour un moment notre
attention sur le régiment qui décidément s'est le plus distingué,
la deuxième circonscription de Toulouse ; elle comptait déjà
128 sections cadettes avec 2.191 membres ; d'un coup elle s'est
donnée 43 sections de plus, avec 819 membres nouveaux.

Il faudrait lire, Messieurs, ces rapports cantonaux, avec leurs
détails, leur ardeur, gage de leur sincérité. Ici nous constatons
que nous n'avons plus affaire, comme au début, à des agents

qu'il faut instruire, persuader : nous avons affaire à des initiatives devenues personnelles et spontanées, à des maîtres qui partagent nos convictions et qui nous les renvoient, dirais-je, éclairées et fortifiées par une pratique persévérante et enthousiaste.

Ce qui est difficile, disent les rapports, ce n'est pas de fonder des Ligues, bien qu'on se heurte trop souvent au scepticisme, à l'indifférence des parents, et quelquefois à l'hostilité farouche du marchand de vin ; — ce qui est difficile, ce n'est pas de faire respecter, par les enfants, leur engagement. L'expérience presque constante donne ici les démentis les plus pittoresques à la psychologie un peu courte de maint pédagogue. — Ce qui est difficile, c'est de trouver des membres adhérents et d'obtenir d'eux des cotisations même minimes. Les jeunes gens veulent conserver ce qu'ils appellent leur liberté d'action, et ce qui, en l'espèce, est la liberté de l'alcoolisme. Liberté chérie !

Ils ne comprennent pas que l'on paye 0 fr. 25 la privation d'un plaisir. Comme le dit un autre rapport, « l'idée de la solidarité n'a pas encore mûri dans leur cœur! » Ou encore : « Il est bien difficile d'obtenir des adhérents un versement quelconque pour une œuvre dont le but parait seulement moral. » Des sacrifices pour un plaisir : soit ; mais des sacrifices pour une conviction : pourquoi? O banqueroute de l'idéalisme !

Et alors, nos honnêtes et intelligents éducateurs, ayant vu la source profonde du mal, nous indiquent le remède vrai : « Le grand remède, disent-ils, c'est l'éducation populaire » ; et : « Il faut fortifier la vie de famille » ; et surtout : « C'est la volonté du peuple qu'il faut refaire par l'éducation et l'instruction. »

Et ils se mettent à l'œuvre : et, consciemment et inconsciemment, chez ces apôtres du peuple, l'antialcolisme devient ce qu'il est en réalité : beaucoup plus qu'un enseignement partiel, ajouté au programme comme une leçon de géographie ou de biologie ; il devient une orientation de toute l'école ; c'est l'école (le mot est d'un rapporteur cantonal) qui devient un « foyer de moralisation », parce qu'elle s'efforce de moraliser non pas un acte, mais la source des actes, les volontés.

Et voilà ce qui rend notre œuvre grande. — Il est vrai que

continuellement on écrira que cette œuvre n'est *que* préventive, mais j'en suis encore à me demander par quel malentendu on arrive à penser que ce qui est préventif est moindre. Moindre que... quoi? — Comme si, au contraire, l'œuvre préventive n'était pas l'œuvre vraie, l'œuvre importante et seule décisive ! Avec son simple bon sens, un rapport cantonal dit toute la vérité, quand il fait observer que si on ne prévient pas, il sera trop tard pour corriger. « Le peu de résultats obtenus par la campagne antialcoolique en Bretagne et en Normandie, où le mal est profond,... doit nous être un précieux avertissement. » C'est cela, exactement. — Loin de nous excuser sur le caractère préventif de notre œuvre, proclamons-le donc. Elle est grande, non pas *quoique*, mais *parce qu'elle est* préventive.

D'autant plus que, pour être préventive, cette œuvre n'en est pas moins rétroactive, et c'est peut-être là un de ses sujets les plus intéressants. Les parents ayant manqué l'éducation de leur enfant, c'est l'enfant qui entreprend l'éducation de ses parents.

Nos petits ligueurs deviennent des petits prédicateurs familiaux, doués d'une conviction et d'une obstination parfaites. Les uns commencent à témoigner de la répulsion à accompagner leur père chez le débitant, puis le retiennent par des récits, même par une résistance opiniâtre. — D'autres parlent si souvent des mauvais effets de l'alcool que, pour ne pas les contrarier, les parents se modèrent. — D'autres vont au devant de leur père ou de leur grand-père les jours de paie et les ramènent vite dans leurs familles en les empêchant de s'arrêter chez les débitants. — On nous parle même d'une enfant de l'école maternelle qui a changé les habitudes de la maison à force de répéter en voyant l'alcool : Il ne faut pas en boire « parce que la dame l'a dit ».

Et voilà ce qui explique les deux seuls résultats que je veuille vous signaler : « Chaque dimanche, pendant la période du carnaval, hommes et femmes allaient d'un bourg à l'autre pour se rassasier de vin et d'alcool, distribués à profusion. Chaque village mettait son amour-propre à ramener dans ses murs, la fête finie, le plus d'ivrognes possible. Des voitures, décorées pour la circonstance du nom d'*ambulances*, rapportaient à leur logis ces tristes loques humaines. Ces habitudes déplorables ont été abandonnées en 1904. Personne n'a osé en prendre l'initiative parce que chacun sentait qu'on laissait dans ces orgies un peu de sa dignité. C'est donc un sentiment nouveau que nous avons fait naître dans le cœur des populations, et ce sentiment est assez fort pour triompher d'un usage qui datait de nombreuses années. »

Et voici le second résultat : « On a vu le tenancier d'un débit modérer la consommation de ses clients ! »

Pour les autres départements, je vais essayer de me borner à ce qui leur donne une physionomie particulière.

Et tout de suite — obéissant à la loi des contrastes — j'en mets deux à part, le Tarn et l'Ariège, où l'enseignement anti-alcoolique est sans doute régulièrement donné, mais où jus-qu'ici nos appels et nos convictions ne paraissent pas avoir réveillé l'écho que nous aurions désiré.

M. l'Inspecteur primaire de Castres dit : « Les maîtres et les maîtresses montrèrent peu d'enthousiasme pour la nouvelle institution », celle des groupements cantonaux. Et c'est le ton de tous les rapports, sauf de celui de Lavaur qui révèle un peu plus d'intérêt. M. l'Inspecteur de Brassac : « Les idées de soli-darité n'ont guère pénétré dans ces régions. » M. l'Inspecteur de Gaillac : « Les ligues cadettes sont peu nombreuses; la pro-pagande antialcoolique pure et simple n'a pas produit de ré-sultats dignes d'être signalés. » M. l'Inspecteur d'Albi : « Les comités cantonaux ont été organisés; mais, d'une manière gé-nérale, l'action de ces comités ne s'est pas encore fait sentir d'une façon appréciable. »

Quant à l'Ariège, depuis 1903, sa préoccupation est, nous dit-on : tout en évitant « que l'ardeur des combattants ne s'éteigne », de ne pas les « envoyer, avant quelque temps du moins, à un nouvel assaut ». Aussi, le dossier consiste en une seule feuille où se trouve ceci : « Pas plus que l'an dernier, cette année les instituteurs n'ont été groupés en comités cantonaux, élaborant, après discussion, des procès-verbaux qui indiquent les efforts de chacun et les résultats obtenus. » — Nous sommes donc obligé de passer.

Dans le Tarn-et-Garonne, un des éléments de succès spécial est la grande assemblée annuelle, qui attire un nombre croissant d'auditeurs et qui réussit à merveille. On le comprendra si je dis que les deux dernières assemblées ont été présidées par M. le Recteur lui-même : la première avait pour conférencier M. Bouglé ; la seconde, M. Crouzet.

Des deux circonscriptions primaires, la première a cru pouvoir se contenter d'envoyer un court extrait d'un seul comité cantonal, en disant que les autres procès-verbaux ne seraient que la répétition de celui-là. Et celui-là offre, tout au moins, une petite particularité pittoresque. M. X., instituteur, propose la création d'une ligue cadette dans toutes les écoles du canton. Il a pour contradicteur Mme X., son épouse. « Les objections élevées par Mme X., dit le rapport de M. l'Inspecteur, ont été formulées dans la plupart des cantons de la première circonscription. » Le résultat n'est cependant pas trop fâcheux. Du côté de la barbe est toute la puissance. On l'a vu une fois de plus le 7 décembre 1904, car l'extrait du procès-verbal se termine ainsi : « La création d'une Ligue cadette ou d'un groupement antialcoolique dans chacune des écoles du canton est décidée. »

La seconde circonscription a envoyé onze dossiers très complets. Alors, nous voyons passer devant nous le cortège habituel des instituteurs *pessimistes* : « Le public de nos campagnes est réfractaire à l'idée de progrès... » ; des instituteurs *timorés* : « Les débitants appartenant à la municipalité, l'inimitié de ces Messieurs retomberait sur l'instituteur ; » — des instituteurs insuffisamment *renseignés* : « L'Etat retire des alcools beaucoup de revenus ; la campagne antialcoolique aurait pour effet de tarir cette source abondante. »

« ...Il vaudrait mieux prêcher la modération... Les enfants qui jurent... risquent fort de faire un parjure... Nous ne pouvons pas lutter contre la consommation du vin... le vin nourrit... ». et (textuel) « les paysans ont remarqué que dans les années de grande production de vin leur famille consomme moins de pain. »

Ici, raconte le procès-verbal, la discussion devient confuse, tout le monde veut parler à la fois ; le calme revenu, l'assemblée décide qu'il ne faut pas proscrire le vin. — Elle aurait pu, et même dû commencer par là, puisque notre programme comporte : « Article premier, usage modéré du vin. » Ce qui ne veut pas dire qu'il n'est pas épouvantable d'avancer, en faveur du vin, cet argument : « Quand on boit beaucoup de vin, on mange moins de pain ! »

Seulement n'oublions pas les maîtres *ingénieux et infatigables* ; l'un prête sa bicyclette le dimanche, et, conseillant de mettre dans une cagnotte l'argent sauvé du café, ajoute : « Dans trois ou quatre ans vous aurez une bicyclette à vous » ; l'autre communique sa passion pour la pêche à la ligne à un ivrogne invétéré, qui désormais le dimanche pêche, pêche... et ne pêche plus. Toute une ligue de pêcheurs à la ligne se forme : nous la recommandons au directeur de notre Institut de pisciculture et à ses alevins.

Quant à l'enseignement, un concours, provoqué entre les élèves de deux cantons auxquels, sans les prévenir, on a donné comme composition pour le certificat un sujet antialcoolique, nous a prouvé que nos garçons et nos filles sont en général très forts, — sans ironie aucune, — beaucoup plus forts que nous ne l'étions nous autres, il y a par exemple dix ans, tout professeur de Faculté que nous étions.

Dans le département du Lot, les circonscriptions marchent, si l'on ose dise, à des allures très différentes.

Même, la circonscription de Figeac paraît plutôt stationnaire. Les rapports disent qu'il n'y a pas de Comités cantonaux. M. l'Inspecteur primaire, est-il dit, a dû oublier d'entretenir son personnel de la circulaire rectorale. Cinq ou six cantons répètent : « Aucune réunion n'a eu lieu ; aucun bureau cantonal n'a été formé. »

Dans la circonscription de Cahors les Ligues sont organisées et fonctionnent régulièrement ; mais, est-il dit : « Il n'a pas été reconnu nécessaire de créer des Comités cantonaux... »

Nous trouvons plus d'élan dans la circonscription de Gourdon, où un assez grand nombre de Ligues existent. Point dans les écoles de filles. Mais M. l'Inspecteur a dissipé le malentendu, et il espère pouvoir constituer bientôt les Comités cantonaux. Espérons à notre tour qu'on arrivera à dissiper les préjugés d'un certain nombre d'instituteurs du canton de Salviac. « peu partisans de la création de ces Ligues qui auront toutes le sort des innovations survenues à la suite de la guerre de 1870-1871. La France s'engoue facilement; » et qui concluent : le meilleur moyen « pour faire porter des fruits à l'enseignement antialcoolique c'est de faire aimer l'économie ».

Dans la circonscription seule de Cahors, les Comités cantonaux ont été organisés, et grâce à leur propagande le nombre des adhérents aux Ligues cadettes s'est accru. L'enseignement ménager donne de bons résultats dans les écoles de filles. Je me défie seulement un peu de la diminution de l'alcoolisme produite par une production vinicole exceptionnelle. Sans doute le vin est un remède de l'alcool; mais un remède dont il ne faut pas abuser. Et sur ce point nous avons précisément l'avertissement de certaines régions de notre Académie.

Le département du Lot soulève, les départements de l'Aveyron et des Hautes-Pyrénées posent la grosse question des départements indemnes. — Indemne : ce vocable est la plaie de l'antialcoolisme. Tout département se croit indemne, ou au moins toute circonscription primaire, ou au moins tout canton, ou au moins toute commune, ou au moins tout individu. Indemne!

Heureusement que, par une initiative dont on ne saurait trop les féliciter, les membres du Comité départemental de l'Aveyron ont décidé d'en avoir le cœur net; ils ont rédigé un questionnaire détaillé : ils ont reçu cinq cent dix-sept rapports, qu'ils ont eu la grande obligeance de me communiquer.

Parmi les cent six rapports de la circonscription de Villefranche plusieurs répètent : « Pas encore menacé : pas menacé : alcoolisme inconnu... » Mais beaucoup mentionnent les préjugés courants : l'alcool donne des forces, l'alcool guérit, l'alcool chasse les poussières, les gaz. De là, goutte le matin, à jeun, pour tuer le ver. Dans les localités ouvrières, c'est une pullulation de débits. La circonscription, qui avait 556 débits il y a vingt ans, en possède 796. Et les alambics familiaux ! Dans un village de 379 habitants, cinquante familles (donc la moitié) distillent. Ce qui n'empêche pas le rapport même d'ajouter : « Ici l'acoolisme n'existe pour ainsi dire pas ».

Objectera t-on : l'arrondissement de Villefranche, avec ses mines, est exceptionnel? — Les autres lui ressemblent.

A Millau, nous sommes prévenus que l'alcoolisme ne règne « pas plus qu'ailleurs », même « qu'on consomme beaucoup moins d'alcool dans cette ville que dans d'autres localités de moindre importance ». On n'en déclare pas moins qu'on va au café, le samedi soir, le dimanche après midi et le lundi quelque fois toute la journée ; que les ouvriers agricoles boivent leurs trois litres de vin par jour, et les chamoisiers leurs six à sept litres. — Dans un village de la montagne, qui a 16 cabarets (au lieu de 10, il y a vingt ans) neuf personnes sont parties pour l'asile des aliénés de Rodez, en douze ans.

Je signale le *Parisien* et la *poque*, les deux ennemis de l'arrondissement montagneux d'Espalion : « Le montagnard de la Viadère, à l'âge de seize à dix-sept ans, va à Paris remplir les fonctions de garçon charbonnier, tripier, crémier, logeur, etc. Plus tard il revient au pays, prend femme et va de nouveau à Paris, en qualité de patron cette fois... Il a déjà pris l'habitude du petit verre, de l'apéritif, lors de son premier séjour. Cette funeste habitude s'accentue de plus en plus ; il devient alcoolique, sa femme en fait autant, et dans nos écoles arrivent, en nombre, des enfants dégénérés, abâtardis sous le rapport de la force physique, morale et intellectuelle. Ces individus ayant souvent et presque toujours réussi à se faire un magot plus ou moins rondelet, après un stage de quinze à vingt ans, rentrent au pays pour s'y fixer définitivement. S'ils sont généreux et à leur aise, ils offrent tournée sur tournée aux uns et aux autres, et petit à petit ceux qui n'avaient qu'à moitié l'habitude du néfaste apéritif en prennent l'habitude courante et eux aussi sont bientôt des alcooliques invétérés. Depuis bientôt dix ans que j'habite le canton j'ai constaté que le nombre de femmes se livrant à la boisson est aussi important que celui des hommes. Plusieurs sont mortes fort jeunes, de trente à trente-cinq ans, des suites d'excès alcooliques. J'en connais certaines qu'on trouve ivres mortes à peu près chaque jour, ou du moins dans une superbe ébriété. Dire ce que sont les enfants de pareilles gens, j'y renonce. »

Quant à la *poque*, sorte de kermesse familiale, due à la confiance inébranlable de la population espalionnaise en l'innocuité des boissons alcooliques du crû, voici ce qu'en dit un rapport : « Cette *poque*, les dimanches, les jours de fête et de foire, prend des proportions extraordinaires et amène les huit dixièmes de nos paysans à boire chacun, dans une de ces journées de fête ou d'affaire, de 5 à 10 litres de vin, lesquels sont assaisonnés de deux ou trois cafés, suivis eux-mêmes de plusieurs gouttes d'eau-de-vie. »

Et enfin, dans le cinquième et dernier arrondissement, celui de Rodez, je me borne à relever ce qui est dit des enfants : « Il n'est pas rare de voir des mères donner du vin à leurs enfants non encore sevrés. Tous les enfants ici boivent le vin mieux que le lait ». — « J'ai vu des parents insister auprès de leurs enfants pour leur faire absorber de l'eau-de-vie, le matin... » — « Lorsque j'arrivai dans le village (en 1876), il me venait de temps en temps en classe des élèves en état complet d'ivresse. Je me trouvai dans la pénible nécessité de les traîner ou de les faire traîner hors de la classe. » — « L'année dernière, sur quatre conscrits, il n'y eut pas un seul soldat ».

Voilà ce que c'est qu'un département indemne. — Or, dans notre Académie, nous notons trois départements, et en France, nous avons soixante-dix départements qui sont moins indemnes que l'Aveyron ; certainement cette enquête est la préface, pour le département de l'Aveyron, d'une vaillante campagne antialcoolique.

Il est naturel que les Hautes-Pyrénées, avec le n° 77, s'estime plus indemne que l'Aveyron dont le n° d'ordre est 70. « Un des plus favorisés de France, dit son délégué. La consommation de l'alcool, déjà peu élevée, tend encore à diminuer... Les populations sont en général sobres. Il m'est arrivé de trouver des auberges où non seulement l'absinthe est inconnue, mais où encore on ne détenait ni eau-de-vie, ni rhum ». Toutes nos félicitations à ces auberges. — Toutefois M. le délégué ajoute qu'il a constaté une habitude fâcheuse dans certaine région de la montagne. « Elle consiste à prendre, au cours des travaux agricoles, du thé (décoction d'une plante locale) fortement additionné de rhum (souvent de qualité inférieure). Plusieurs maires et instituteurs luttent de toutes leurs forces contre une habitude qui **a** de déplorables effets ».

Et très loyalement presque tous les rapports font alternativement résonner ces deux mots : indemne. contaminé.

La circonscription de Tarbes s'estime « encore indemne, peu menacée, » etc. ; et c'est sans enthousiasme. dit l'inspecteur, « qu'elle a décidé de fonder des Ligues cadettes ». Ce ne sera pas tout à fait inutile cependant, semble-t-il. car je lis : « Les populations saines et vigoureuses de nos campagnes ne sont pas à l'heure actuelle très contaminées. Mais néanmoins elles s'alcoolisent de plus en plus : car les petits bouilleurs de cru jettent chaque année chez les paysans des quantités énormes de poison qui se consomme sur place ». — Autre canton : « L'alcoolisme n'existe pas heureusement dans notre arrondissement... L'instituteur ne fondera, ni n'encouragera aucune association ni aucune de ces Ligues qui ont déjà fait couler des flots d'encre sans arriver à aucun résultat ». Mais. premier aveu : « Le mal est à nos portes » ; second aveu : « Il est dans les grandes villes » ; troisième aveu : « L'instituteur a eu la douleur de constater que les adultes vont au cabaret soit avant, soit après les cours du soir. Il y en a même beaucoup pour lesquels le cours d'adultes est un prétexte pour aller à l'auberge ». — Autre canton : « Le fléau ne sévit pas dans notre région ». Puis, sous une forme moins optimiste : « Notre région, sauf quelques exceptions, n'a pas trop à souffrir des ravages du terrible fléau ». Autre canton : « Toutefois l'observateur attentif ne peut qu'être inquiet : peu à peu l'habitude de boire des boissons alcooliques fréquemment, outre mesure, s'infiltre dans les mœurs ». — Enfin dans un autre canton, la contradiction arrive à être flagrante. L'inspecteur et l'assemblée pensent que « le mal n'existe pas réellement », ce qui n'est pas une raison pour ne pas prendre l'offensive. Et le rapporteur « montre (je cite les termes) que le danger existe réellement. On voit dans les rues des hommes aux yeux ternes et hébétés. à la démarche lourde et chancelante ». — Peut-être faut-il tout concilier en disant avec un autre rapport : « L'alcoolisme menace de plus en plus nos campagnes ; il n'est point bien évident, bien palpable dans notre région : raison de plus pour le combattre ».

Et c'est à peu près la devise de la circonscription d'Argelès, qui manifeste, bien qu'elle s'estime indemne, « un vif sentiment de lutte préventive » ; qui, désireuse de détruire le mal « dans son germe », a élevé d'un coup le chiffre de ses ligues cadettes de 6 à 95, et le chiffre de leurs membres de 74 à 1721. Et elle désire ne pas s'arrêter là.

La circonscription d'Arreau n'a rien envoyé ; celle de Bagnères se divise en deux : la partie agricole qui ressemble à celles dont nous avons parlé, et la partie ouvrière, Bagnères, Labassère, Soulagnets, où la note change ; ici l'alcoolisme est déclaré « menaçant ». Il est parlé d'un rapport confidentiel « peu fait pour rassurer » et on indique ce trait : « Si on boit un peu d'alcool, on boit beaucoup de vin : c'est l'abus du vin qu'il faut combattre ». Comme dans une autre région dont nous avons parlé, il est conseillé de se servir des enfants pour sauver les parents.

Reste enfin le Gers, dont j'ai examiné le dossier avec une curiosité particulière, car ce département possède, à notre point de vue, une phisionomie très originale : c'était jusqu'ici le plus indemne des départements de France.

Naturellement il ne l'ignore pas, et il n'y a pas lieu de le lui reprocher. Les déclarations reviennent dans tous les rapports comme un refrain : « Le bouilleur de cru n'existe pas ; L'alcoolisme n'existe pour ainsi dire pas. Peu contaminé. Pas un danger immédiat. L'heure de l'apéritif est encore ignorée. Pas encore de danger. Pas un danger immédiat. Pas encore. » etc.

Certes, je ne conteste rien : tout ce que je voudrais, c'est qu'une enquête exacte et minutieuse, comme celle de l'Aveyron, déterminât la signification exacte de ce mot *indemne* pour le Gers. En attendant je me borne à trois constatations.

Je constate, d'abord, des indications comme celles-ci : « Plusieurs enfants ont amené leurs parents à se corriger d'habitudes qui avaient fini par devenir pernicieuses. » Ces habitudes existaient donc.

« La lutte contre l'alcoolisme n'est pas inutile à X... » Voilà donc une commune, au moins, qui n'est pas indemne.

« L'instituteur de X... déclare qu'un négociant en eaux-devie lui affirmait tout récemment que la campagne antialcoolique

a paralysé son commerce local, pendant ces dernières années. »
Ce commerce y florissait donc.

Puis viennent des communes ou trois débits sur quatre, deux
débits sur deux, ont dû se fermer, où la consommation d'alcool
a baissé d'un tiers. Cette consommation était donc éminem-
ment respectable, au moins comme quantité.

Voici qui paraît plus grave : « Depuis le commencement de la
République, à X…, le jour de la fête Nationale, la municipalité
offrait un punch monstre, qui était une orgie annuelle, où on
absorbait jusqu'à dix verres d'alcool. L'instituteur a réussi à
faire cesser ce scandale ; mais il doit lutter contre le préjugé
que le vin pur ou l'eau-de-vie fortifie les enfants, les personnes
à tempéramment délicat. » Or ce préjugé est une des causes les
plus dangereuses de l'alcoolisme.

Tout cela ce sont des symptômes et même plus que des symptômes (et ils ne sont pas les seuls) qui donnent à penser. Je n'y
joins que celui-ci, qui m'est fourni par un des hommes les plus
dévoués et les plus compétents : « L'apéritif est surtout *bour-
geois*. De ce côté la lutte échappe à notre école primaire. » Est-
ce bien sûr ?

La seconde constatation est plus grave, ce semble. J'ai dit que
jusqu'ici le Gers était le département le moins contaminé.
Jusqu'à l'année dernière il était le 86ᵐᵉ. Mais cette année-ci il a
perdu l'honneur d'être ainsi le dernier : il est le 84ᵐᵉ. La
moyenne de sa consommation s'est élevée de 0,84 à 1,02.

Et la troisième constatation est de beaucoup la plus grave.
C'est que (le fait a été pour moi une révélation) le département
du Gers est effroyablement ravagé par la tuberculose. Je lis :
« La tuberculose exerce ses ravages même dans nos populations rurales. » — « La tuberculose fait dans la région des ravages réels. » — « La tuberculose exerce ses ravages, dans les
agglomérations comme dans les campagnes, et dans toutes les
classes de la société. » — « Les progrès de la tuberculose sont
toujours croissants. » — « La tuberculose fait des progrès in-
quiétants. » — « La tuberculose fait des progrès rapides. »
« Le Gers tient presque le premier rang dans la mortalité par
tuberculose. On compte, du fait de cette maladie, 40 décès
au moins sur 10.000 habitants. »

Evidemment nous voilà, Messieurs, devant un fait extrêmement étonnant : le département réputé le plus indemne au
point de vue alcoolique se trouve être le plus contaminé au
point de vue tuberculeux. Donc l'alcoolisme n'est pas le seul
facteur de la tuberculose. Mais, sans rechercher la cause de
cette singularité et nous demander si cet état tuberculeux terrible provient uniquement de la mauvaise alimentation et de la
mauvaise hygiène, je me dis qu'à la place des habitants du
Gers je ne serais pas tranquille. La constitution de ce département est prodigieusement affaiblie, et de deux choses l'une : ou
il formera un îlot absolument inaccessible en France aux va-
gues montantes de l'alcoolisme, ce qui suppose que personne
n'y entrera pour apporter l'alcoolisme, et que personne n'en
sortira pour aller le chercher : double impossibilité; ou bien
aucun département ne devrait être autant sur ses gardes, se
livrer à une lutte préventive aussi intense, car, s'il est attaqué,
il est perdu; il sera incapable d'opposer aucune résistance.

Telle est, Messieurs, notre œuvre antialcoolique. Vous le
voyez, il y a des défaillances, des oppositions, des erreurs sin-
gulières de pédagogie et de psychologie, des indifférences
regrettablement obstinées dans certains milieux et quelque
fois même chez ceux qui devraient provoquer l'initiative…,
mais quelques arbres ne doivent pas nous cacher la forêt. Que
de lectures, que de leçons, que de conférences, que de rapports,
que de dépenses de temps, de forces, d'argent, que d'ingénio-
sité!…

La plus grande partie de l'Académie est vraiment soulevée
par cet effort. Je ne puis nommer tout le monde. Mais, au nom
du Conseil, j'envoie à ces Inspecteurs d'Académie, à ces Inspecteurs primaires, à ces Instituteurs et à ces Institutrices, dont
les dossiers révèlent tout le dévouement, — l'hommage d'une
reconnaissance qui va parfois jusqu'à la plus sincère admira-
tion.

III.

Et cependant, Messieurs, il y a un an ou deux, nous avons
eu le sentiment très vif que cette œuvre était sérieusement
compromise et qu'elle risquait de succomber sous le poids d'une

double objection : la lutte antialcoolique est trop monotone et trop abstraite. Trop monotone, toujours la même répétition : l'alcool est un poison. l'alcool attaque les organes, les poumons, le cœur, etc., etc., et trop abstraite : où sont ces résultats visibles ? que devient l'argent recueilli par les ligues ? etc., etc.

C'est alors que nous avons pris une grosse résolution. On voulait des résultats visibles et tangibles. Nous avons décidé de nous procurer ces résultats. L'alcoolisme détruit les corps : eh bien! que l'antialcoolisme les refasse. L'alcoolisme ruine la race : que l'antialcoolisme prenne les enfants anémiés, lymphatiques, rachitiques et les rende alertes, vigoureux. Envoyons les enfants de nos écoles à la montagne.

Seulement, ici, Messieurs, il importe extrêmement de ne laisser place à aucun malentendu. Nous n'avons pas changé de principe, comme quelques-uns le pensent et surtout le désirent : nous nous sommes bornés à tirer une conséquence de ce principe. Nous restons une section de l'*Union française antialcoolique*. Rien de plus, rien d'autre.

Nous sommes et restons des antialcooliques, — parce que tous les traités de pathologie les plus récents, tous les auteurs classiques le déclarent : l'alcoolisme favorise la tuberculose en rendant le terrain apte à recevoir le bacille. Partout (et ce n'est pas l'exception du Gers qui modifie la règle générale) les cartes de mortalité par tuberculose et les cartes de la consommation de l'alcool sont presque superposables ; — parce que les hygiénistes arrivent de plus en plus à cette conclusion : ce qui, en France, paralyse les effets de l'hygiène et de ses progrès, ce sont les progrès de l'alcool. L'hygiène diminue la tuberculose en Angleterre, en Allemagne, aux Etats-Unis ; pas en France. Chez nous l'abus des boissons alcooliques déprime la force de résistance de l'organisme. Naples est moins hygiénique que le Havre. A Naples, où l'on boit de l'eau, il meurt 108 tuberculeux, contre 508 au Havre, où l'on boit de l'alcool.

Et plus encore, si possible, nous sommes et restons des antialcooliques, parce que l'antialcoolisme est pédagogique.

La lutte contre la tuberculose ne l'est pas en soi. Elle s'adresse à notre pitié ; elle s'adresse à notre porte-monnaie ; elle n'a rien à faire de spécial avec notre conscience. Elle n'est pas

éducative. Or, l'Université n'est pas une institution de bienfai-
sance, elle est une institution d'instruction et d'éducation. Ce
qui rend la lutte antialcoolique impopulaire pour les esprits
superficiels, c'est cela même qui la rend obligatoire pour l'Université ; car, grâce à cela, l'école dit à l'enfant : « Il y a un bien
social, enrôle-toi à son service. La lutte est dans ton intérêt,
mais surtout dans l'intérêt des autres ; enfant, fais ton appren-
tissage de la solidarité. Et si nous te demandons un engagement
au drapeau, à l'étoile bleue, comprends-le bien, c'est pour t'ap-
prendre cette vérité suprême, à savoir que l'homme capable de
sacrifier une partie de sa liberté par un sacrifice volontaire,
c'est-à-dire libre, est le seul capable de posséder sa liberté
tout entière. »

Ainsi, l'antialcoolisme fait de l'école ce dont l'humanité
actuelle a le plus besoin : des hommes. — Nous sommes et restons des antialcooliques universitaires.

Mais, précisément parce ce que nous tenons tellement au
principe, nous avons été extrêmement heureux d'en montrer
une des plus heureuses conséquences ; et nous avons mené nos
enfants à la montagne. Le résultat a été le résultat demandé :
magnifique.

Excepté le Lot, qui se mettra à l'œuvre cet été, et l'Aveyron
qui a commencé par d'utiles promenades scolaires, tous nos
départements ont eu leurs colonies.

Le Tarn-et-Garonne les a inaugurées en 1903, et en 1904 il a
confié à l'œuvre excellente des Petits Toulousains, dont l'éloge
depuis des années n'est plus à faire, 28 pupilles.

Il faut ici, de nouveau, que je vous donne des précisions. Il y
a eu, pour des raisons diverses, trois insuccès. Voici les
succès :

« Gain à la montagne 1 kil. 1/2, depuis 8 kilogrammes. Santé
auparavant chancelante... Ne souffre plus de rien. » — « N'a
plus été en proie aux accès de toux très fréquents qui l'épuisaient
complètement et l'obligeaient à garder la chambre pendant
plusieurs jours de suite. » — « A eu tout l'été dernier des crampes d'estomac très douloureuses qui l'obligeaient souvent à
quitter la classe ; les crampes n'ont pas reparu. » — « Enfant des
plus chétives, maigre, maladive... revenue complètement trans-

formée... absence complète de syncopes fréquentes l'été dernier. » — « En novembre et décembre 1903, 32 absences ; en novembre et décembre 1904, 3 absences. »

Les Hautes-Pyrénées ont envoyé 37 enfants. Chez 6 ou 7, il n'y a pas eu de changement notable ; pour les autres : « Beaucoup améliorée... tout à fait transformée.... les humeurs ont diparu... malingre et chétif autrefois, cet enfant est aujourd'hui très bien portant... Etait presque toujours malade, n'a plus eu d'indisposition sérieuse... développement physique, depuis son retour, surprenant... plus doux, plus rangé, plus propre... » Et ceci : « Le séjour à la montagne semble avoir développé en elle le sentiment de la solidarité. En remettant pour les pupilles de 1905 une cotisation plus forte que celle qu'ont remise ses compagnes, elle a dit : « J'en ai profité l'année dernière ; il est tout « naturel que je contribue à en faire profiter nos compagnes. »

Le *Tarn* a envoyé 39 enfants, sans compter les 18 de Carmaux où se trouve une œuvre indépendante, et cependant rattachée à la nôtre. Le rapporteur général déclare : « Les résultats obtenus ont, pour la plupart, dépassé toutes les espérances » et, à côté de la « réelle amélioration physique », il signale « une transformation intellectuelle et morale très appréciable ».

De la montagne, une petite fille écrivait : « Nous mangeons de bonnes assiettes de soupe, et avec Emilie *nous faisons à celle* qui en mange le plus. » Résultat (c'est une autre petite fille qui écrit aux paysans qui l'avaient si bien soignée) : « Je vous dirai que, sur les 24 enfants qui sont venus à la montagne, c'est moi qui ai gagné le plus ; j'ai gagné 5 kilos ; les Messieurs du Lycée n'ont pas voulu le croire : ils m'ont pesée trois fois, de peur de s'être trompés ». Et les notes se succèdent : « Gain 2 kil. 1/2 ; très paresseux, n'est plus paresseux ; — gain 2 kilos, a grandi, s'est dégourdi, a développé son intelligence ; — gain 3 kilos, chétive, paresseuse... a grandi : son développement intellectuel, moral aussi est marqué. » — « Sujet aux bronchites... n'a pas toussé de l'hiver » ; — « toussait tous les hivers... n'a pas eu de bronchite » — « très oppressé, névralgique, n'a pour ainsi dire jamais été malade ; » — « le caractère est devenu meilleur ; » — « les furoncles ont disparu : son esprit et son cœur se sont

avantageuscment ressentis de son séjour loin de la ville » ; —
« la vie paisible et agricole l'a rendu meilleur. »

L'Ariège a envoyé 21 pupilles : le rapporteur constate « une
amélioration matérielle sensible chez tous, sauf un », et une
amélioration « pour le caractère chez tous ». « Ils ont été heureux, ajoute-t-il, de voir que l'on songeait à eux, et que, comme
les riches, ils allaient en villégiature : ils en ont éprouvé de la
reconnaissance. »

Je passe une affection des yeux complètement guérie ;
une bronchite chronique disparue de sorte que la santé ne laisse
rien à désirer ; des saignements de nez disparus ; des nerfs irri-
tables, qui rendaient médiocre une élève d'une intelligence au-
dessus de la moyenne, calmés, de sorte que la paresse a dimi-
nué, et qu'on prévoit des progrès qu'on n'aurait pas « osé espérer ». — « Sa santé s'est améliorée, le cœur aussi a été touché... » et je signale seulement deux attestations.

« L'anémie a disparu ; caractère plus gai, intelligence plus
active ; travaille davantage, comprend plus vite ; quant aux
parents, dont la fille aînée mourut à dix-sept ans de la tuberculose, ils sont si heureux des effets du séjour à la montagne
sur leur plus jeune et aujourd'hui unique enfant que, si elle ne
peut revenir gratuitement en août prochain, ils veulent, malgré
leur pauvreté, l'y envoyer à leur frais. »

Et encore : « Gain 1/2 kilo ; c'est l'enfant qui a le moins
profité. Privé de sa mère, et élevé dans un milieu misérable,
le jeune X... a eu la bonne fortune de tomber chez des braves
gens, qui l'ont entouré de soins et d'affection. Il est rentré
joyeux, plein de vie, avec une allure décidée, dont on ne peut
s'empêcher de faire la remarque. Son maître a constaté en lui
une aptitude plus grande au travail intellectuel. »

Le Gers a envoyé 38 enfants ; seulement, au lieu d'user du
système familial, c'est-à-dire de disperser les enfants dans des
familles de paysans, il les a groupés dans deux pensionnats.

Quelques résultats : « Impossible de se livrer à un travail
assidu sans ressentir de violents maux de tête, très faible,
depuis n'a plus souffert de la tête, compte actuellement parmi
les plus robustes ; » — « changé totalement (cette mention est
fréquente) ; » — « affermissement de la santé, horizon intellec-

tuel élargi, conception plus nette de l'idée de fraternité et de solidarité ; » — « a pris l'habitude de questionner ; la discussion et la critique lui deviennent familières ; » — « son caractère s'est transformé : est devenu poli et serviable ; » — « chétif, malingre, manquait souvent la classe pour indisposition, était un de ceux qui ne jouent pas ; cette année, fréquente régulièrement, et se fait remarquer pour son application à l'étude et son entrain dans les jeux. »

Enfin : « La première qualité acquise et que j'ai pu constater, c'est l'ordre. Habituée à ranger ses propres effets, elle a conservé le soin de le faire. Elle est plus ouverte et cause avec ses maîtresses avec plus d'abandon qu'autrefois. Elle a changé pour ses compagnes, qu'elle taquinait souvent. Depuis son retour, elle est plus complaisante et supporte plus facilement les défauts de ses petites amies, qui, aujourd'hui, se plaisent avec elle. »

Sur cent cinquante dossiers que nous envoie la *Haute-Garonne*, une quarantaine, sauf erreur, concernent des pupilles directs de l'Université. Naturellement nous retrouvons tous les cas déjà vus ; quelques rares insuccès : quelques succès insuffisants : il faudrait une nouvelle cure : tous les succès habituels : furoncles, humeurs, disparus : bronchite aiguë, disparue ; maladie d'yeux, disparue ; nerfs calmés : « anémique, est devenu grand et robuste ; » — « l'année passée dix-huit absences, pas une encore.... » Mais nous trouvons aussi des cures dont nous n'avions pas encore rencontré d'exemple : « atteint d'un commencement de surdité, qui semblait devoir s'aggraver, entend beaucoup mieux ; » — « catarrhe auriculaire, qui l'affectait tous les hivers depuis cinq ou six années ; ne s'est pas produit cet hiver ; » — « la déviation de l'épine dorsale, trés accusée, a presque disparu ».

Et j'attire enfin votre attention sur ces deux dernières notices : « Le séjour d'un mois hors de sa famille a transformé l'enfant. il est devenu prévenant et poli, bien élevé... son caractère a subi une heureuse transformation. il est très sage.... l'état morbide a à peu près disparu. »

« Enfant souffreteux, triste, ne se mêlant jamais aux jeux de ses camarades. Maintenant a un visage plus frais, une physionomie plus souriante. une activité physique plus considérable, et par suite, son ardeur pour ses travaux d'écolier est plus intense. »

Messieurs, ces documents authentiques (que j'ai tenu à mettre sous vos yeux sans commentaires) provoqueraient de nombreuses réflexions : je me borne à noter l'impression générale qui s'en dégage.

Nous avons affaire à la partie malheureuse de notre population malade : malheureuse physiquement, intellectuellement et moralement. Ces deux cents enfants que nous avons envoyés à la montagne sont choisis parmi les enfants guettés par les rhumes, les bronchites, les douleurs au côté; anémiés, arrêtés dans leur croissance, mal logés, mal nourris, et à qui il manque à la maison quelquefois du pain, mais souvent aussi un père, une mère qui les a abandonnés. Et alors le dossier, sec, mais plus suggestif encore, parle, à propos de la petite fille. « de la rue, où elle prend, dit-il, des habitudes de paresse, d'indiscipline. de grossièreté....; » or, une petite fille à la rue, tout le monde le sait : c'est pire qu'un homme à la mer !

Eh bien, à ces enfants (vous venez, Messieurs, de le constater), sur la montagne, nous refaisons un corps, un vrai corps d'homme, de femme, avec des couleurs humaines sur les joues, avec un sang humain dans les veines : les épaules se redressent, les poitrines s'élargissent, les yeux voient, les oreilles entendent, les nerfs se calment, et la toux, la hideuse toux s'en va. C'est la vie.

La vie physique et la vie intellectuelle : non pas que *tant* de bonne chair, fasse *tant* de bonnes idées. Non.

Car nos dossiers nous parlent précisément d'élèves très intelligents, mais qui, faute de santé, étaient des élèves tout à fait médiocres. L'œuvre de la montagne consiste à *libérer* ces intelligences des liens qui les oppressent et les paralysent. à les aider à conquérir la *maîtrise* qu'ils n'ont pas encore pu exercer, à faire en un mot du corps le serviteur qui peut les servir comme elles ont besoin d'être servies. Ainsi l'élève devient régulier, patient, il observe, il critique. Avant, il ne *pouvait* rien faire; maintenant, il *peut* faire beaucoup. — Petit artiste qui, par le malheur de sa naissance ou de son éducation, n'avait pas un bon instrument à sa disposition. Ce n'était pas sa faute.

L'instrument qu'il avait reçu était faible, détérioré, informe. Et voilà que de la montagne il redescend avec un instrument neuf, restauré, souple et fort, sonore ; et il en joue, et ses parents sont ravis, et ses maîtres lui donnent des bonnes notes, et les voisins et les camarades accourent pour voir, pour écouter, tout étonnés.

Nos dossiers nous disent plus encore. Pas seulement le corps refait ! pas seulement l'intelligence réveillée, mais le cœur touché ! Le petit garçon, la petite fille redescend, non seulement avec de la force dans ses muscles saturés d'oxygène, non seulement avec de la lumière dans ses yeux, dont les orbites agrandis emportent quelque chose de la grande et magnifique nature, je ne sais quoi des horizons infinis que l'on découvre du haut des pics, mais il redescend avec cette chaleur qui rend les cœurs plus tendres, — les cœurs durcis et retrécis par la souffrance monotone, — avec cette chaleur allumée au foyer de l'affection familiale et de la solidarité humaine ; de telle sorte que ce n'est pas seulement un candidat à l'hospice perpétuel que nous rendons à la santé sociale, ce n'est pas seulement une non-valeur que nous transformons en une capacité cérébrale, en une force vaillante dans la lutte pour l'industrie, pour la science, pour le progrès et la gloire de la patrie, c'est un cœur, — un cœur où étaient déjà semés les ferments, les microbes de l'anarchie, un cœur déjà maussade, aigri, jaloux, haineux — dans lequel nous implantons les germes de la bonté. On ne l'a pas méprisé cet enfant, il a eu sa part de belle gaieté, sa part de la joie naïve : il est reconnaissant ! Et désormais il pourra devenir un membre utile non seulement de la *nation*, mais de la *fraternité* française, c'est-à-dire de cette patrie que nos espérances appellent et que nos efforts préparent, de la bonne France !

Or, ce triple prodige, qui l'a accompli ? l'air, quelques bouffées d'air !

Alors je pense à l'émotion causée par la grande nouvelle que, grâce à la transmission des forces, l'homme pouvait désormais épuiser son bois et son charbon, il y aurait toujours dans les courants d'eau et dans leurs chutes assez de forces pour faire marcher toutes les usines du monde. Et je me dis : l'humanité

peut augmenter encore, si elle le veut, l'effort et la fièvre de
son labeur : dans l'air de nos montagnes et de notre ciel il y
aura toujours assez de force pour régénérer tous les anémiés et
tous les neurasthéniques de nos générations futures.

J'ai fini, Messieurs, et encore une fois je vous présente mes
excuses ; je tenais à vous montrer l'œuvre que vous nous avez
permis de faire, qui ne se serait pas faite sans vous, que vous
vous avez faite, vous, Monsieur le Recteur, avec votre persévé-
rance pratique ; vous, Messieurs du Conseil, avec votre appui
jamais refusé. J'aime à espérer que vous ne trouverez pas que
nous avons trompé votre bienveillante confiance.

1.800 ligues, 38.000 ligueurs, 6 colonies de vacances, 200 enfants régénérés de corps, d'intelligence, de cœur ; des milliers et des milliers de germes féconds jetés, comme dans un
sol profondément labouré, depuis le Tarn jusqu'aux Pyrénées
et de l'Aveyron à l'Adour, une féconde agitation ; de l'argent
qui suffit à tous les besoins...

Certes, tout n'est pas fait. Je suis, au contraire, persuadé que
nos successeurs auront la partie de la besogne la plus difficile.
Tout n'est pas fait, mais désormais tout est possible.

Et puisqu'on a dit que pour cette grande lutte de solidarité,
pour le relèvement physique et moral de notre race, l'Université de Toulouse était au premier rang, j'ai la confiance que le
Conseil ne la laissera pas reculer.

J'ai dit.

Toulouse, Imp. Douladoure-Privat, rue St-Rome, 39 — 3793